MEU FILHO
PRECISA
USAR ÓCULOS

RENATO NEVES E LÍVIA A. KÜHL

MEU FILHO PRECISA USAR ÓCULOS

Entenda os principais problemas
que podem afetar a visão das crianças
e o que pode ser feito para resolvê-los

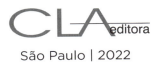

São Paulo | 2022

Índice

Apresentação **9**

CAPÍTULO 1
"Quando eu fecho um olho, o outro arde..." **11**

Entendendo melhor:
Possíveis alterações na visão do seu filho **14**

    A importância do acompanhamento
oftalmológico anual na infância **14**

    Métodos para a identificação do nível de acuidade visual **16**

Ambliopia ou "olho preguiçoso" **20**

Tipos de ambliopia **22**

    Ambliopia estrábica **22**

    Ambliopia anisometrópica **22**

    Ambliopia por ametropia **23**

    Ambliopia por privação **23**

Sintomas da ambliopia **24**

Tratamento da ambliopia **25**

    Tratamento em crianças **25**

    Tratamento em adolescentes **28**

    Tratamento em adultos **29**

CAPÍTULO 2
Será que meu filho apresenta desvio nos olhos? **31**

Entendendo melhor:
O que é estrabismo e erro refracional **37**

O que é o estrabismo 37

Causas do estrabismo 37

Tratamento do estrabismo 38

Tipos de erros refracionais (graus) 39

    Emertropia 39

    Miopia 40

    Hipermetropia 40

    Astigmatismo 41

CAPÍTULO 3
"Pai, estou com visão de águia. De águia não, de dinossauro". 43

CAPÍTULO 4
"Os meninos da escola falaram mal dos meus óculos, mas eu nem liguei..." 47

Entendendo melhor: Como escolher os óculos e como cuidar dos óculos e das lentes de contato? 49

CAPÍTULO 5
"Meu garoto, visão 20/20!" 53

Entendendo melhor: As principais alterações oculares mais comuns na infância 54

Leucocorias 54

Obstrução congênita do canal nasolacrimal 55

Olho vermelho 57

CAPÍTULO 6
Finalmente vou poder operar meu filho! 59

CAPÍTULO 7
As neuroses de uma futura mãe 65

Entendendo melhor: As patologias oculares congênitas 67

Toxoplasmose congênita 67

Rubéola 68

Zika Vírus 69

Retinopatia da prematuridade 69

Catarata congênita 70

Glaucoma congênito 70

Persistência do vítreo primário hiperplásico 71

Retinoblastoma 72

CAPÍTULO 8
**O desafio de lidar com as diferentes formas
de pensar e de sentir** 75

Palavras finais 81

Apresentação

A ideia deste livro surgiu há 16 anos, quando meu filho mais velho, Marcelinho, tinha apenas 5 anos de idade e foi diagnosticado com astigmatismo em ambos os olhos, precisando usar óculos. Confesso que meu lado pai falou bem alto e, de início, foi difícil aceitar que ele precisasse de correção de grau.

Logo o meu filho, filho de oftalmologista especialista em cirurgias de correção de grau, meu filhinho que fez todos os exames de rotina anualmente comigo e que, claro, eu esperava que fosse ficar livre dos óculos por toda a vida.

No início, fiquei inconformado. Me perguntei diversas vezes "por que logo com ele?", "será que ele vai sofrer *bullying* na escola?". Mas meu lado oftalmologista me trouxe de volta aos eixos e, naturalmente, diante dos fatos lá fui eu, prontamente, ajudá-lo a escolher os óculos e a alcançar a tão desejada visão de 20/20 (100%).

Na época, fiquei pensando em quantos pais passavam pela mesma situação que eu. Tive vontade de, como pai e oftalmologista, dar apoio àqueles que precisassem. Queria compartilhar com outros pais um pouco mais sobre o que realmente significava ter um filho com alterações na visão.

A ideia ficou na gaveta por todos estes anos até que, em

2021, conversando com a Lívia – médica oftalmologista da minha clínica e responsável pelo setor de Estrabismo e Oftalmopediatria –, o assunto voltou à tona e perguntei se ela não gostaria de se juntar a mim nessa empreitada. Lívia estava grávida do seu primeiro filho, o Antônio e, por isso, achei que ela poderia se interessar pelo assunto. Então, convidei-a para escrever comigo a parte técnica do livro, e na mesma hora ela topou.

Este livro é, portanto, o resultado de um trabalho a 4 mãos. Dois oftalmologistas e pais dedicados a ajudar vocês, que estejam passando por alguma situação parecida com a que Marcelinho passou há 16 anos.

Esperamos que, durante a leitura deste livro, vocês sintam-se abraçados e acolhidos por nós. Que ele os ajude a entender um pouco melhor as doenças e alterações oculares nas crianças e que vocês consigam ver como é incrível o momento em que seu filho coloca os óculos pela primeira vez. Pois é a partir daí que ele passará a enxergar o mundo do jeito que você sempre quis que ele enxergasse: perfeito.

Boa leitura!

Renato Neves

CAPÍTULO 1

"Quando eu fecho um olho, o outro arde..."

Relato do dr. Renato Neves (em azul), complementado pelas explicações técnicas dos autores.

Renato, pai, 38 anos, médico oftalmologista, formado nas melhores instituições de ensino especializado do Brasil e do mundo. Especialidade? Tirar os óculos das pessoas. Isso mesmo, já fiz mais de 17 mil cirurgias a *laser* para correção de grau.

Marcelo, filho, 5 anos, quase 6, fã dos Power Rangers, gosta de natação, taekwondo e tem habilidade nata com telas e aparelhos *touchscreen*.

Filho de pais separados, Marcelo recebe muito amor das duas partes. Com a necessidade de suprir essa ausência do convívio diário, me tornei um pai superprotetor que deseja realizar todos os desejos do filho – faço tudo o que ele quer!

Desde que meu filho estava na barriga da mãe, a Cris, eu já tentava imaginar o amor imenso que sentiria por ele. Um amigo comentou comigo que seria um sentimento muito maior e mais forte do que qualquer outro que já experimentara. Inclusive, que eu seria capaz de fazer qualquer coisa por ele: dar um braço, uma perna ou os quatro membros... Ele tinha razão.

Tenho o desejo íntimo de que Marcelo admire e se interesse pela carreira de Oftalmologia, que é a minha e também a da mãe dele. Quem sabe não só se inspire, mas também se torne um médico como eu.

Por isso, gosto de levar Marcelo para me ver trabalhar sempre que possível. Desde o primeiro ano de vida, eu examino a visão dele, faço exames e fico todo orgulhoso depois de verificar que a visão do meu filho está per-fei-ta!

Me dá um alívio só de pensar que Marcelo está livre de infecções de fundo de olho, catarata congênita, estrabismo (olhos vesgos) ou alguma diferença de grau entre os olhos que possa resultar em ambliopia (olho preguiçoso). Com três anos, ele já sabia descrever perfeitamente a cirurgia a *laser* para correção de grau com maestria:

— Papai levanta uma pelinha, faz um barulhinho *tic tic tic* e ele coloca a pelinha de volta. Depois, a pessoa sai enxergando na hora!

Um dia desses, comprei um *tablet* para meu filho ver filmes e seriados em plataformas *streaming*. Observando-o ao assistir a seus programas preferidos, Power Rangers, notei que ele virava um pouco a cabeça para ver a telinha.

Opa, surgiu aquele frio na barriga: será que Marcelo está com dificuldade para enxergar?

– Menino, endireita a cabeça!

Pronto, deve ser algum vício. Eu o examinei no ano passado e estava tudo uma beleza: 20/20 (vinte/vinte é o jeito esquisito que algum americano inventou para medir a visão).

Será que o Marcelo tem alguma coisa? Ele costuma ficar muito tempo em pé na frente da televisão. Mas também, quem não se sente atraído por uma tela grande?

Em poucos dias, fui percebendo alguns outros sintomas: dores de cabeça no final do dia, coceiras frequente nos olhos e leitura com o livro muito próximo aos olhos. Para minha temporária tranquilidade, ainda continuava indicando objetos distantes normalmente. Até que não me aguentei e resolvi fazer um teste: tampar um olho e depois o outro.

– Filho, consegue perceber alguma diferença?

– Hum... toda vez que fecho o olho direito, o outro arde...

Alerta vermelho, alerta vermelho, alerta vermelho!

– Amanhã, quando você for almoçar comigo, suba para eu examinar melhor os seus olhos, ok?

– Ok, pai.

No dia seguinte, assim que Marcelo chegou, encaminhei-o

para ver o balãozinho – o conhecido exame de autorrefração. Ele já tinha feito algumas vezes o exame, porém nunca tinha dado nada significativo. Esse exame serve como suporte para que o médico avalie a necessidade de prescrição de óculos, com acurácia bem próxima do que o paciente precisa.

Resultado do exame: 3 graus de astigmatismo no olho direito e 2 graus no esquerdo. Putz!

– Cris, você reparou que o Marcelo não está enxergando bem?

– Não. Não percebi. E, olha que eu meço a visão dele desde os seis meses, todos os anos, e nunca apresentou nenhuma anomalia.

ENTENDENDO MELHOR...

POSSÍVEIS ALTERAÇÕES NA VISÃO DO SEU FILHO

A importância do acompanhamento oftalmológico anual na infância

A Academia Americana de Oftalmologia preconiza que o primeiro exame de visão de uma pessoa deve acontecer antes dos seis meses de vida. Depois, quando a criança estiver sendo alfabetizada. A partir desse ponto, é importante visitar o oftalmologista a cada 2 anos até o término do ensino fundamental e mais uma vez durante o ensino médio – ou assim que o jovem sentir dificuldade para enxergar com nitidez.

Na nossa prática do dia a dia no consultório, vemos que cada caso deve ser individualizado e diversos fatores devem ser levados em consideração para determinarmos de quanto em quanto tempo a criança deverá ser avaliada pelo oftalmologista.

Crianças prematuras, sindrômicas ou com alteração no teste do olhinho, por exemplo, devem ser acompanhadas com mais frequência e realizar exames mais minuciosos.

De forma geral, a partir do momento em que vemos uma criança pela primeira vez no consultório, diante de uma rotina completamente normal, sugiro que os responsáveis a tragam anualmente para uma nova bateria de exames de rotina. Não é incomum ter avaliado um paciente em um determinado ano com resultados excelentes e, no ano seguinte, ele passar a apresentar grau ou alguma outra alteração no exame que necessite de tratamento imediato. Afinal, grande parte das crianças não sabe relatar sintomas de baixa visão ou embaçamento visual e é durante a avaliação rotineira que diagnosticamos erros refracionais (alterações de grau) ou demais doenças oculares.

Não há nada mais gratificante para nós do que atender aquela criança que vem todo ano às consultas de rotina e, ao final dos exames, continua apresentando 20/20 de visão (100%) em ambos os olhos, ausência de grau, ortotropia (alinhamento dos olhos), biomicroscopia (exame realizado na lâmpada de fenda para avaliar as estruturas anteriores do olho) e fundo de olho (exame da retina – parte posterior do olho) normais.

Os pais saem felizes e nós ficamos tranquilos por mais um ano até que a nova avaliação ocorra.

Métodos para a identificação do nível de acuidade visual

A identificação do nível de acuidade visual (quantidade de visão) é feita no consultório oftalmológico através de uma tabela (Snellen/LH), que contém uma série progressiva de fileiras de letras ou figuras (ver figuras na página ao lado).

O teste consiste em pedir para que o paciente leia as linhas de letras/figuras, que vão diminuindo sucessivamente, com um olho de cada vez. A avaliação é realizada com a tabela posicionada a uma distância padrão da pessoa a ser testada. Cada linha da tabela corresponde a uma fração, que, por sua vez, representa uma acuidade visual.

Visão 20/20 é um termo usado para classificar a acui-dade visual considerada normal. O número 20 refe-re-se à medida de 20 pés. Ou seja, quem tem visão 20/20 consegue enxergar claramente a essa distância. 20 pés equivalem a cerca de 6 metros, por isso também é co-mum ouvir o termo visão 6/6 para se referir à visão normal.

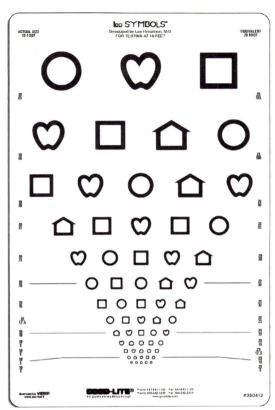
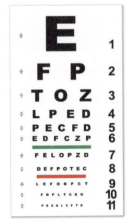
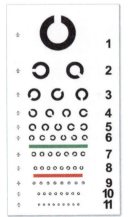
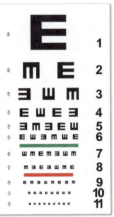

TABELAS DE ACUIDADE VISUAL

Aqui no Brasil também usamos 1,0/1,0 para nos referirmos aos pacientes com visão normal.

No sistema de acuidade visual de Snellen, o número superior da fração de Snellen é a distância de visualização entre o paciente e o gráfico de olho.

A essa distância de teste, o tamanho das letras em uma das linhas menores, próximas à parte inferior do gráfico de olho, foi padronizado para corresponder à acuidade visual "normal": essa é a linha 20/20 (6/6).

Os tamanhos de letras cada vez maiores nas linhas no gráfico de Snellen, acima da linha 20/20, correspondem a piores medidas de acuidade visual (20/25; 20/32; etc.). Já as linhas com letras menores, abaixo da linha 20/20 no gráfico, correspondem a medidas de acuidade visual ainda melhores que a visão 20/20 (por exemplo, 20/16; 20/10).

Vale ressaltar que, em casos em que a acuidade visual é muito baixa e o paciente não consegue ler nenhuma das fileiras da tabela, recorremos a outros métodos. Verifica-se se o paciente identifica a quantidade de dedos que o examinador está mostrando a 2 metros, a 1 metro ou a 50 cm. Se ainda assim o paciente não conseguir enxergar, testamos a capacidade do paciente de perceber alguns movimentos das mãos.

Em casos mais severos de perda visual, é avaliado se a pessoa identifica projeção e percepção luminosa. Caso não perceba

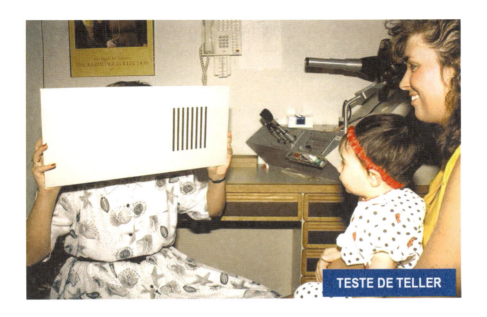

TESTE DE TELLER

nem mesmo a presença de luz, o paciente é considerado SPL – sem percepção luminosa.

E como fazemos quando o paciente estiver em fase pré-verbal ou não for colaborativo? Caso haja necessidade de uma medição da acuidade visual mais detalhada, lançamos mão de outros testes, como o Teste dos Cartões de Teller.

Esse método nada mais é do que um teste de olhar preferencial, no qual um examinador apresenta cartões com listras verticais pretas e brancas para o paciente e, através de um orifício redondo no centro do cartão, vai avaliando e determinando a grade mais fina que o bebê ou a criança alcançam.

O teste é iniciado com cartões com listras mais grosseiras, que vão ficando mais finas com o andamento do procedimento. O resultado apresentado é comparado com normas descritas na literatura.

Dessa forma, a acuidade visual pode ser classificada como normal para a idade, de acordo com valores da média da população e com o mínimo valor esperado para ser considerado normal (limite normal inferior). Deve ser mencionado que o Teste de Teller hiperestima a acuidade visual e que o mais importante é a medida da diferença de visão entre os olhos (diferença interocular) no teste.

Ambliopia ou "Olho Preguiçoso"

A ambliopia é o termo médico utilizado quando a visão se encontra reduzida, mesmo após tentativas de correção visual com óculos ou lentes de contato, desde que não se apontem demais doenças oculares que justifiquem a baixa visual. Os termos "olho vago" ou "visão preguiçosa" também são frequentemente utilizados para se referir à ambliopia.

A redução da acuidade visual pode ocorrer apenas em um olho (ambliopia unilateral) ou, então, nos dois olhos (ambliopia bilateral). Em termos técnicos, dizemos que um olho é amblíope quando a acuidade visual é menor em relação à de um olho normal no mínimo em duas linhas numa escala subjetiva da medição da visão.

Quando presente, a ambliopia pode ser considerada leve, moderada, grave, severa ou profunda e, em último caso, conduzir os doentes à cegueira.

Todos nós, enquanto crianças, passamos por uma fase de desenvolvimento visual, uma espécie de "aprender a ver". Nessa fase, o cérebro deve receber imagens claras e focadas dos dois olhos, para que o desenvolvimento visual seja normal.

Se tal fato não ocorrer, ou seja, se os dois olhos não receberem imagens focadas e claras, não existirá um estímulo visual adequado e, consequentemente, surgirão alterações anatômicas e funcionais do córtex da área visual do cérebro, acarretando alterações em seu desenvolvimento.

Por sua vez, essas mudanças provocam uma reduzida acuidade visual, mesmo após correção ótica. Ou seja, a ambliopia pode ocorrer quando o olho e o cérebro não estão funcionando em sintonia ou da forma correta.

O diagnóstico da ambliopia, de forma geral, é realizado durante a consulta de rotina ao oftalmologista. Vale ressaltar, portanto, a importância dos exames oftalmológicos desde o início da vida da criança – de preferência ainda durante o primeiro ano de vida – uma vez que, quanto mais precoce for o diagnóstico da ambliopia, mais cedo será iniciado o tratamento com melhor prognóstico e resultados.

Tipos de ambliopias:

Ambliopia estrábica:

Dizemos que estamos diante de uma ambliopia estrábica quando a causa subjacente é o estrabismo, que pode ocorrer em qualquer idade e devido a diversos fatores, sendo, contudo, mais frequente em crianças (estrabismo infantil).

A ambliopia por estrabismo é o tipo de ambliopia mais frequente. Para evitar a visão dupla causada por olhos mal alinhados, o cérebro ignora a informação visual do olho desalinhado, levando à ambliopia.

Para evitar esse tipo de ambliopia, é necessário que a correção do estrabismo seja efetuada o mais precocemente possível – o que pode ser feito através do uso de óculos, lentes de contato ou cirurgia.

Ambliopia anisometrópica:

Dizemos que estamos diante de uma ambliopia anisometrópica ou ambliopia por anisometropia quando o problema é causado pela diferença de grau entre os dois olhos, normalmente uma diferença de pelo menos 1,50.

Por exemplo: um olho do paciente não tem grau nenhum, mas o outro olho tem 7 graus de miopia.

Lembrando que nesses casos o alinhamento dos olhos é perfeito, ou seja, o indivíduo não tem estrabismo.

O cérebro aprende a ver bem através do olho que tem menor necessidade de grau e não aprende a ver bem com o olho que tem a maior necessidade de grau.

No caso das crianças, o problema de visão pode ser imperceptível. A criança vê bem com o olho de melhor visão. Por estas razões, este tipo de ambliopia em crianças dificilmente será diagnosticada sem que a criança efetue um exame com um médico oftalmologista.

Ambliopia por ametropia:

A ambliopia por ametropia ocorre sempre que existem erros refrativos muito elevados (como, por exemplo, grau elevado de miopia) não corrigidos em ambos os olhos, não permitindo a formação de uma imagem nítida em ambos os olhos, dificultando assim o pleno desenvolvimento visual.

Ambliopia por privação:

A ambliopia por privação é causada pela existência de uma barreira que impede a passagem da luz até à retina. Este impedimento não permite a formação de uma imagem bem definida. A luz precisa seguir um caminho desobstruído desde a "entrada" até ao "fundo do olho", de forma que a função visual seja normal. Se isso não acontecer, são provocadas alterações na visão.

Por exemplo, a catarata congênita (turvação do cristalino) impede que as imagens cheguem corretamente até à retina, afetando o normal desenvolvimento da visão. O tratamento precoce da catarata congênita é necessário para permitir que o desenvolvimento visual seja normal na criança.

Entre as causas para a ocorrência da ambliopia por anopsia (privação), podemos identificar: catarata congênita uni ou bilateral, leucoma corneano (córnea branca), opacidades vítreas (gel do olho opaco), ptose palpebral (pálpebra caída), hifema (sangue na parte anterior do olho), angiomas palpebrais, entre outras.

A ambliopia estrábica e a ambliopia anisometrópica ou refrativa representam cerca de 99% dos casos de ambliopia. As restantes (cerca de 1%) são ambliopias por anopsia. Embora a ambliopia por privação seja mais rara é, frequentemente, mais grave, exigindo intervenção mais rápida, sob pena de danos irreversíveis da visão.

Sintomas da ambliopia

Em relação aos sintomas da ambliopia ou "olho preguiçoso", é importante destacar a diminuição da visão, que pode ser mais ou menos percebida, dependendo da gravidade do problema e da idade do paciente.

Como a ambliopia é um problema que afeta majoritariamente as crianças, os sintomas da doença podem ser difíceis de perceber. O que acontece é que, muitas vezes, como a criança vê bem com um dos olhos, não existe nenhuma aparente limitação visual. Mesmo quando existe uma diminuída acuidade visual nos dois olhos, diversas crianças não aparentam qualquer dificuldade na visão.

É muito importante que os pais estejam atentos aos sinais de uma má visão, como, por exemplo: se a criança semicerra os olhos, se se aproxima ou afasta muito de objetos ou para ler etc. Se observar que o seu bebê ou criança possui algum desalinhamento aparente dos olhos ou existe algum indício que o leve a acreditar que exista algum comprometimento da visão, agende uma consulta no oftalmologista de imediato, de modo a efetuar um exame oftalmológico completo.

Tratamento da ambliopia

Tratamento em crianças

Durante os primeiros anos de vida, o sistema visual se desenvolve de forma rápida. Neste sentido, é muito importante perceber a urgência de tratar a ambliopia nas crianças, prevenindo danos irreversíveis na visão e até cegueira.

Na ambliopia ou "olho preguiçoso", o tratamento deve ser efetuado de acordo com a causa, o grau de severidade do problema e a idade do doente. Com base nesta avaliação, o médico oftalmologista decidirá o tratamento mais adequado.

Se a ambliopia tem como causa um erro refrativo, o tratamento passa pela correção desse erro, através da utilização de óculos, lentes de contato e, em determinadas circunstâncias, pela cirurgia. A prescrição de óculos é o método mais utilizado, principalmente para as crianças.

Se estamos diante de uma ambliopia estrábica, o tratamento envolve a correção do estrabismo. Tanto no caso do estrabismo infantil quanto do acomodativo, o tratamento passa pela correção do erro refrativo (hipermetropia), por meio da prescrição de óculos.

Caso os olhos estejam desalinhados, existe a possibilidade de recorrer à cirurgia dos músculos extraoculares (operação de estrabismo).

É importante ressaltar que a idade em que é possível fazer a cirurgia pode variar caso a caso e que a conduta a seguir será discutida entre pais, paciente e médico. O uso de óculos e de tampão, quando necessário, é independente da cirurgia.

A ambliopia deve ser tratada o mais brevemente possível, colocando um oclusor (tampão) sobre o olho com a visão boa.

Esta medida forçará o olho mais fraco a fixar os objetos e a estimular a visão. Ou seja, devemos fazer com que a criança exercite usar o olho que tem a visão prejudicada.

Muitas vezes, é complicado levar a criança a colaborar nestas situações. Por isso, é de fundamental importância que os pais colaborem ativamente nos tratamentos preconizados.

A parte mais importante do tratamento é manter o oclusor durante todo o tempo de tratamento prescrito.

O número de horas de oclusão é decidido pelo médico oftalmologista, dependendo do grau de ambliopia de cada paciente. Quanto mais severa a ambliopia, mais horas por dia de tampão. Diante da evolução do tratamento e da decorrente melhora da visão no olho amblíope, o oftalmologista pode ir diminuindo o número de horas de tampão.

A criança pode ser mais cooperativa se os oclusores forem utilizados durante atividades motivadoras para ela, como ver televisão, jogar no computador etc.

Acredita-se que o desempenho de atividades como ler, colorir ou jogar jogos eletrônicos durante o tratamento com o oclusor pode ser mais estimulante para o cérebro da criança. Essas atividades produzem resultados melhores e recuperação mais rápida da visão.

Sugerimos que o uso dos oclusores por crianças em ambiente escolar seja abordada junto aos professores e pedagogos previamente, para que o assunto seja introduzido na dinâmica dos estudantes de forma natural, estimulando a troca de lições valiosas sobre a aceitação de diferenças entre os integrantes da turma. Dessa forma, é possível minimizar desconfortos na interação com as demais crianças.

É possível que, ainda assim, algumas crianças continuem a resistir à utilização de oclusores. Por isso, é necessário persistir e reforçar a importância do tratamento junto aos familiares, professores etc.

É comum que as crianças tenham uma resistência inicial ao uso do oclusor. Porém, quando aprendem a importância da utilização para o desenvolvimento da sua visão, passam a incluir o novo hábito na rotina com mais facilidade.

Uma alternativa ao uso de oclusores é a aplicação de um tipo de colírio (gotas nos olhos) que têm como função desfocar a visão do "olho bom" e, desta forma, "obrigar" o "olho ruim" a se desenvolver.

O princípio é exatamente o mesmo da utilização do oclusor, ou seja, estamos estimulando a visão no olho com visão mais deficiente e ajudando partes do cérebro envolvidas na visão a se desenvolverem como seria esperado no padrão normal.

Tratamento em adolescentes

Antigamente, acreditava-se que tratar a ambliopia em crianças mais velhas (acima de 7/8 anos), adolescentes e jovens traria poucos benefícios. No entanto, o tratamento tardio, em muitas situações, tem revelado resultados positivos.

De qualquer modo, indiscutivelmente, quanto mais cedo forem instituídos os tratamentos, mais chances haverá de sucesso, evitando a perda de visão irreversível e até mesmo a cegueira.

Tratamento em adultos

O tratamento da ambliopia em adultos, depois dos 20 anos de idade, tem habitualmente pouco sucesso.

Quando existe ambliopia irreversível apenas num olho e uma boa visão no outro olho, podem ser tomadas medidas para salvaguardar o olho com boa visão, como, por exemplo, usar óculos de segurança (como na prática de esportes de contato) para proteger o olho normal de uma lesão. Enquanto o "olho bom" permanece saudável, estes pacientes podem levar, na maioria dos casos, uma vida perfeitamente normal.

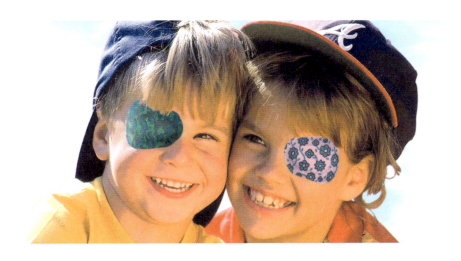

CAPÍTULO 2

Será que meu filho apresenta desvio nos olhos?

Relato do dr. Renato Neves (em azul), complementado pelas explicações técnicas dos autores.

Não perdi tempo. Logo no dia seguinte marquei um exame completo para o Marcelo.

É de praxe começar os procedimentos de rotina com a medição da visão, mas, como ele já sabia as letras de cor, utilizei a tabela de Snellen com um projetor: 20/80 no direito e 20/40 no esquerdo.

Olhei a movimentação dos olhos acompanhando uma luzinha da direita para a esquerda, de cima para baixo e... tudo bem!

Quando existe uma hiperfunção de um dos músculos do olho, este parece puxar mais para a sua posição de ação. No caso de uma fraqueza ou hipofunção, ocorre o contrário. Existem 6 músculos extraoculares em cada olho: os retos lateral, medial, superior e inferior e os oblíquos superior e inferior.

No caso do olho torto, pode ser observado mais facilmente o desvio através do reflexo de um feixe de luz, que deve cair sobre a mesma região dos olhos.

Um exame mais detalhado inclui o *cover test*. Tampa-se um olho e depois o outro, e observamos se existe um movimento quando a criança olha para a luz.

Quando existe estrabismo, a criança muda a fixação para a luz com o olho que não está ocluído e se observa o movimento do olho que deixou de ser ocluído.

Essa movimentação pode medir o tamanho do desvio através da colocação de prismas sobre os olhos e avaliar se a movimentação continua ou para com o prisma.

E o *cover test* não apresentou movimento. Vamos dilatar!

O procedimento da dilatação consiste na aplicação de uma gota de ciclopentolato, que, após 30/40 minutos, dilata a pupila e impede que o fenômeno da acomodação atrapalhe a definição exata do grau de cada olho.

Acomodação é a capacidade que olhos tem de focar para um objeto que esteja perto, mudando a curvatura do cristalino (lentes do olho), através da ação de um músculo e do relaxamento do seu suporte. Quando a curvatura passa a ser maior, diagnosticamos a miopia.

O papel do colírio de ciclopentolato é paralisar o músculo ciliar e deixar o olho com o foco apenas para longe. A dilatação permite, ainda, que vejamos o fundo de olho, detectemos a presença de alguma opacidade no reflexo vermelho oriundo da retina sob a luz com o oftalmoscópio direto e percebamos o reflexo que a luz em faixo faz sobre o olho, com um aparelho esquiascópio.

Esse reflexo pode ser atenuado com lentes positivas para hipermetropia ou negativas para miopia. A diferença nos diversos meridianos pode significar astigmatismo. Uma forma mais simples de se obter o grau aproximado é o autorrefrator.

Na miopia, a imagem se forma antes da retina, pois o olho pode ser anatomicamente muito grande ou a córnea faz o foco na retina muito curva.

Na hipermetropia, ocorre justamente o contrário: um olho muito pequeno ou uma córnea muito plana fazem com que a imagem se foque além da retina.

No astigmatismo, existe uma deformidade na curvatura, como se a córnea tivesse o formato de uma colher, ou bola de futebol americano, além de mais de um ponto de foco e formato.

Colocamos o Marcelo na cadeira e testamos a sua visão com as lentes que encontramos na autorrefração e na esquiascopia.

– Olha as letrinhas com o olho direito.

– E, F, P, O, Z – disse Marcelo.

– Melhor esse... ou esse?

– O primeiro!

Esse ou esse? Nessa hora, aumentamos ou diminuímos o grau de miopia ou hipermetropia e vemos qual combinação de graus fica mais confortável para a visão do paciente. Quando houver dúvida, devemos confiar nos exames objetivos de autorrefração e esquiascopia para prescrever os óculos.

O Marcelo se saiu bem, mas...

– Não dá para ler essas letrinhas, pai.

Mesmo com a variação do grau que encontramos, não conseguimos avançar mais do que 20/40 no olho direito e 20/30 no olho esquerdo.

Será que a deficiência visual está causando atraso no seu

desenvolvimento? A visão está totalmente normal? Mesmo corrigindo o grau observamos uma visão ruim. A ambliopia, ou olho preguiçoso, chega a atingir 4% da população brasileira e deve ser tratada até os 7 a 10 anos.

Pânico na mãe, pânico no pai. Casa de ferreiro, espeto de pau. Decidi ligar para a Rosana, uma grande amiga oftalmopediatra.

– Alô, Rosana? Tudo bem? O meu Marcelo (o marido dela também chama Marcelo) está com 2 graus de hipermetropia e 3 graus de astigmatismo no olho direto, além de 2 graus de hipermetropia e 2 graus de astigmatismo no olho esquerdo. E a visão está 20/40 e 20/30. Socorro!

Na hora deixei de ser oftalmologista e passei a ser só pai. A gente sempre ouve que nenhum médico deve operar ou tratar um familiar muito próximo... Faz sentido. Parece que a gente se sente inseguro e surge o medo de errar, se culpar.... No dia seguinte, tudo de novo. Vamos dilatar!

– Ahhhh, eu não quero pingar esse colírio, arde muito! – reclamou Marcelo.

O procedimento poderia usar um colírio anestésico antes do ciclopentolato, que alivia um pouco a ardência, mas também arde. Ou seja, o anestésico antes arde menos, mas também arde.

Seguimos em frente! É importante mencionar que alguns efeitos colaterais podem ocorrer, como, por exemplo, sonolência, agitação ou irritabilidade.

– Marcelo, esta aqui é a Rosana, minha amiga. Ela é muito legal e vai ajudar a fazer os óculos para que você possa enxergar muito melhor!

Ao medir a acuidade visual, o grau deu o mesmo. Mas a dúvida ainda persistia:

– Será que ele tem que usar tampão? – perguntei ansioso.

– Olha, Renato, normalmente quando a visão está com essas variações, só de colocar os óculos a criança pode alcançar a visão 20/20. Vamos ver e voltar a examinar o caso depois de um mês com o uso dos óculos. Então, poderemos observar se houve melhora no quadro.

Mesmo com o uso dos óculos, a ambliopia pode persistir. Nesse caso, indicamos o uso de um oclusor no olho de visão melhor. A frequência de uso pode variar, desde poucas horas por dia, até o uso contínuo ininterrupto, quando existe uma baixa muito acentuada na visão.

Normalmente, o tampão é feito de adesivo antialérgico e se coloca diretamente sobre o olho.

A evolução do diagnóstico passa por acompanhamento mensal e a retirada do tampão, quando adequada, passa a ser feita gradativamente, à medida que a visão vai se recuperando.

ENTENDENDO MELHOR...

O QUE É ESTRABISMO E ERRO REFRACIONAL

O que é o estrabismo

Estrabismo é o desvio dos olhos. Pode ser convergente, divergente, vertical ou torcional. Pode, ainda, ter mais de uma dessas configurações juntas. Esses desvios podem ser latentes (forias) ou manifestos (tropias), quando os olhos estão constantemente desviados.

Essa patologia acomete de 2 a 4% das crianças e muitas vezes não tem uma causa determinante.

Causas do estrabismo

A origem do estrabismo pode ser genética, neurológica, refracional (por conta de algum grau que a criança tenha e não esteja corrigido), associada a alguma síndrome, devida a algum distúrbio de acomodação e convergência. Ou pode ser secundária a alguma infecção ou anomalia congênita com manifestação ocular.

O estrabismo também pode acometer crianças maiores e adultos. Neste último caso, pode estar associado a doenças sistêmicas, como alterações da tireóide, diabetes ou distúrbios neurológicos. Pode ser secundário a algum trauma e muitas vezes causa diplopia (visão dupla).

Se o estrabismo for constante no mesmo olho, o olho desviado pode não desenvolver boa acuidade visual e, em consequência, levar à ambliopia (ver tópico de ambliopia, a partir da página 21).

Tratamento do estrabismo

O diagnóstico do estrabismo é basicamente clínico, salvo em alguns casos em que é necessária investigação mais específica com exames de imagem, exames neurológicos, dentre outros.

Cada tipo de estrabismo tem um tratamento específico e

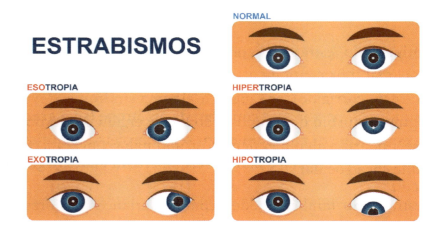

vai depender da idade do paciente, do tamanho do desvio e do tipo do desvio, da presença ou não de grau, da acuidade visual do paciente e do prognóstico. Pode ser resolvido com o simples uso de lentes corretivas ou até com a realização de cirurgia para correção do desvio.

É de fundamental importância que, assim que os pais notarem alguma alteração no alinhamento ocular, já encaminhem a criança para uma consulta oftalmológica, uma vez que, de forma geral, quanto mais cedo houver o diagnóstico e o tratamento, melhor o prognóstico.

Tipos de erros refracionais (graus)

Além do estrabismo, existem alguns outros casos que podem provocar desvio nos olhos, como os erros refracionais, mais popularmente conhecidos como alterações de grau. Essas alterações podem ser de 4 tipos, como descrito a seguir.

1. Emertropia

Para que uma pessoa seja considerada emétrope (sem grau), é necessário que os raios luminosos sejam projetados e caiam exatamente na retina, formando desta maneira uma imagem perfeita.

2. Miopia

Os raios luminosos formam o foco antes da retina. Desta maneira, o paciente enxerga bem de perto, porém não tem boa visão para longe. Existem diversas causas, mas a mais frequente é o alongamento do eixo visual anteroposterior. Pode ser de causa hereditária, portanto pais míopes devem ter bastante atenção e levar seus filhos desde pequenos ao oftalmologista. Pode também aparecer durante toda a infância e adolescência (e, com menos frequência, na idade adulta). Tem caráter progressivo e, hoje, com o advento de aparelhos eletrônicos e estímulos contínuos da visão de perto, o que se vê é uma epidemia mundial da miopia, que preocupa muito a sociedade oftalmológica, além de ser tema de discussão frequente entre os profissionais da área.

3. Hipermetropia

É a condição em que a luz é focada na parte posterior da retina, ao invés de na própria retina. Geralmente, ocorre quando o globo ocular é mais curto ou quando existem defeitos na forma do cristalino ou da córnea. Desta maneira, o indivíduo não enxerga bem de perto e é capaz de enxergar bem para longe. Porém, em condições mais graves, o indivíduo passa a ver também desfocado para longe.

4. Astigmatismo

É causado por conta de uma irregularidade na forma/curva da córnea ou do cristalino, fazendo com que os raios luminosos não sejam refratados corretamente e a imagem fique desfocada e borrada. Pode acompanhar tanto a miopia quanto a hipermetropia e pode estar presente desde o nascimento ou se desenvolver ao longo dos anos. O ato de coçar os olhos, acidentes oculares, dentre outros, podem provocar o surgimento de astigmatismo.

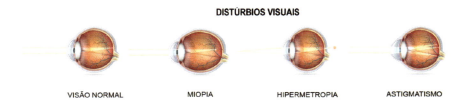

É importante destacar que esses erros refracionais, quando diagnosticados, devem ser tratados com uso de óculos ou lentes de contato e acompanhados periodicamente pelo oftalmologista.

CAPÍTULO 3

"Pai, estou com visão de águia. De águia não, de dinossauro".

Relato do dr. Renato Neves (em azul), complementado pelas explicações técnicas dos autores.

Com a receita em mãos, levei Marcelo para escolher a armação dos seus novos óculos em uma ótica perto de casa. Foi um desastre. Pouca variedade. Óculos inadequados. Decidi ligar para o Miguelzinho.

O Miguel foi a primeira pessoa que me falou a palavra estetaóptico. Antes de eu ser oftalmologista, muitos amigos já haviam dito que o Miguel escolheria os meus primeiros óculos.

Diziam que eu poderia experimentar a ótica inteira, no entanto, aqueles que vestiriam melhor seriam os que ele me oferecesse primeiro. Apesar da fama e do longo tempo de amizade que o convívio nos proporcionou, nunca tinha comprovado suas habilidades. E lá fomos nós.

Eu estava mais nervoso que Marcelo. Tive receio de que meu filho não se sentisse confortável com a novidade e se recusasse a usar os óculos. No caso dele, realmente era importante que os usasse. Faria de tudo para achar uma armação de que ele gostasse e, se fosse preciso, passaria a usar óculos também para incentivá-lo. Os meus 0,75 de astigmatismo ainda agradeceriam a ajuda.

– Venha aqui, príncipe, vamos escolher óculos lindos para você – começou Miguel – Me mostra os que você gosta mais... esse? esse? esse?

Até que uns 10 modelos foram separados por eles em uma bandeja. Com a sabedoria de muitos anos de experiência no ramo, Miguel selecionou apenas aquelas peças que ficariam harmônicas com o rosto do Marcelo. Me preocupava que meu filho gostasse e se sentisse bonito porque, para mim, ele sempre seria o mais lindo do mundo.

Ficamos entre 2 modelos, um azul e verde e outro vermelho. Marcelo nem hesitou, escolhendo o vermelho. Essa era a sua cor predileta desde que nasceu. Provavelmente porque o líder dos Power Rangers sempre foi o de uniforme vermelho.

Tive o cuidado de orientá-lo para que escolhesse uma armação sem plaquetas, pois elas podem causar desconforto. Plaquetas são aquelas duas estruturas ovais que ficam sobre o nariz.

A armação ideal também não deveria ser de metal, uma vez que, além de entortar, pode ferir o rosto em alguns casos.

Os tipos de lentes que recomendamos são as de acrílico endurecido ou de policarbonato, sendo essa primeira a opção mais barata. Ambas são resistentes e leves, porém sujeitas a riscos. As lentes de cristal (vidro) não são indicadas também por segurança.

– Em 5 dias estará pronto. – finalizou Miguel.

Durante o período de espera, todo mundo começou a encorajar o Marcelo, dizendo que seria uma experiência legal, que os óculos iriam deixá-lo com visão de águia, que iria ficar ainda mais lindo... Mas também ouvimos comentários desagradáveis que em nada ajudam no processo:

– Coitado, que dó, justo o seu filho....

Até que chegou o tão esperado dia. Fomos buscar os óculos. Ele os colocou, ajustou, mexeu e ajeitou várias vezes até que se sentiu confortável. Não falou nada. Caminhou até chegar próximo ao espelho e ficou se olhando. Fiquei nervoso e não me aguentei:

– Ficou lindo, filho! Está enxergando melhor?

– Estou... – respondeu Marcelo.

No caminho de volta para casa, começou a chover e as gotas começaram a cair no vidro no para-brisas do carro e fui surpreendido com um comentário:

– Olha, pai, fica cheio de gotinhas de chuva no vidro! Olha aquele avião lá em cima! Ih, tem um moço lá no alto daquele prédio.

Fiquei muito surpreso e feliz com todas essas novas possibilidades que surgiam diante do meu filho.

– Pai, estou com visão de águia... não, visão de dinossauro!

Nos dias que se seguiram, fiquei observando o comportamento de Marcelo encantado com as coisas, com suas descobertas ao caminhar na rua ou assistindo à TV de longe sem dificuldades. E, para minha surpresa, ele não tirava os óculos desde a hora que acordava até a hora em que ia dormir.

CAPÍTULO 4

"Os meninos da escola falaram mal dos meus óculos, mas eu nem liguei..."

Relato do dr. Renato Neves (em azul), complementado pelas explicações técnicas dos autores.

A mãe usava óculos para ver TV, a irmã para ir à escola e eu para dirigir à noite. Então, os óculos não eram uma coisa desconhecida para Marcelo.

Acredito que todo o processo de escolha dos óculos por ele foi muito importante, porque ele se sentiu parte do processo e confortável para usá-los.

Em várias situações, ele conseguiu lidar bem com o fato que agora os óculos faziam parte de sua vida.

Na aula de Taekwondo, o mestre Claudio comentou:

– Nossa, Marcelo, você tem astigmatismo. Sabia que eu também usei dos 5 até os 15 anos?

Na mesma semana, estreou o filme *Harry Potter e o prisioneiro de Azkaban* e fomos assistir juntos.

Acho que, até então, ele não tinha se tocado que o Harry também usava óculos, porque comentou animado:

– Os meus óculos são iguais aos do Harry Potter, pai! Eu fiquei com poderes mágicos também!

No primeiro dia em que foi de óculos à escola, todo mundo o rodeou, excitado com a novidade. Queriam, inclusive, experimentar os óculos do Marcelo, mas ele tinha sido orientado pela mãe a não emprestar os óculos para ninguém.

No segundo dia, a recepção dos amiguinhos não foi tão boa assim:

– Os meninos gozaram dos meus óculos, mas eu nem liguei – contou Marcelinho.

Nossa, fiquei surpreso com a maturidade com que meu filho se portou. No entanto, alguns dias depois, fiquei sabendo que o desfecho não foi tão diplomático assim. Alguns golpes de taekwondo haviam sido aplicados em retribuição ao *bullying*. Preocupado, fui conversar com ele sobre o assunto:

– Filho, não fique bravo com os meninos que gozaram de você. Tenho certeza de que você enxerga melhor que eles agora que está usando óculos. Quem sabe um dia não serão eles a precisar usar óculos? Não precisa brigar, filho, está bem? O que você pode fazer é recomendar a eles que passem a ir ao oftalmologista anualmente para ver se está tudo em ordem com a visão deles.

Fiz a minha parte e me senti tranquilo que Marcelinho aceitou bem a necessidade do uso de óculos e se adaptou rápido à nova realidade. Além disso, expliquei a ele todos os cuidados básicos que deveria ter com seus óculos.

ENTENDENDO MELHOR...

COMO ESCOLHER OS ÓCULOS E COMO CUIDAR DOS ÓCULOS E DAS LENTES DE CONTATO?

Hoje, quando o paciente chega na ótica para escolher uma armação e uma lente para os óculos, depara com uma infinidade de opções e muitas vezes fica perdido sem saber qual tipo escolher. Cabe ao médico oftalmologista orientar o paciente adequadamente quando entrega a receita dos óculos, e ao funcionário treinado da ótica complementar o atendimento e oferecer as opções viáveis de acordo com o que foi orientado pelo oftalmologista.

Para as crianças, o que costumo indicar são as lentes mais resistentes e com maior durabilidade, como as trivex e de policarbonato.

Com relação à armação, sempre optamos pelos materiais mais leves, como, por exemplo, o silicone ou a resina, e tento sempre orientar a usar armação com aro fechado, uma vez que garante maior proteção aos olhos e maior proteção às lentes dos óculos.

Vale lembrar que cada caso é um caso e que o mais importante **é o paciente sair da consulta já com todas as orientações necessárias.**

Em relação ao cuidado com os óculos em casa, não há grandes mistérios. Usar água corrente e detergente líquido com pH neutro, até que se forme espuma, e aplicar nas lentes delicadamente funciona muito bem! Depois, é só retirar a espuma com água morna e secar as lentes delicadamente com tecido de microfibra. Pronto! Seus óculos estarão limpinhos! Além de água e sabão, se preferir, existem lenços umedecidos e espumas específicas para limpeza das lentes dos óculos.

Para limpar a armação dos óculos, usar água corrente morna e uma gota de detergente pH neutro também é bastante eficiente e prático.

Em relação às lentes de contato, nossos pacientes e os pais dos pacientes sempre perguntam "a partir de qual idade posso usar?". Costumamos dizer que não existe uma idade certa, mas é necessário um senso de responsabilidade e noção de higiene e quem tem que me dizer se o paciente está preparado para o uso das lentes são os pais e o próprio paciente.

De forma geral, com 12 anos de idade os pacientes costumam já querer tirar os óculos, pelo menos para ir a eventos sociais com os amigos, ou para a prática de esportes, e os pais já se sentem mais confiantes também. O nosso paciente mais novo usuário de lente de contato tinha 9 anos, era lutador profissional de judô e usava as lentes apenas para a prática do esporte. Era bastante responsável e nunca teve nenhum problema ocular por uso indevido das lentes. Aliás, na nossa prática com o uso de lente em crianças, nunca tivemos nenhuma complicação com os pacientes. Já não posso dizer o mesmo dos pacientes adultos usuários de lentes.

Existe uma lente de contato melhor? Claro que não! Por isso, chamamos de ADAPTAÇÃO de lente de contato. É também por isso que não devemos comprar lentes sem a orientação e a ajuda de um oftalmologista! Cada paciente irá testar alguns tipos de lente, se necessário, e escolherá aquela a que seu olho se adaptou melhor.

Como as crianças não costumam usar a lente de contato todos os dias o dia todo, temos preferido prescrever as lentes descartáveis de uso diário (abre a lente, usa e, chegando em casa, tira e joga fora. Quando for usar de novo, vai abrir outra lente nova para colocar no olho). Apesar de serem um pouco mais caras, acho que vale o investimento, pois o paciente sempre estará com uma lente nova, superconfortável, nos olhos e não precisará ficar com a lente muito tempo guardada na caixinha repondo a solução, diminuindo, assim, o risco de infecções.

CAPÍTULO 5

"Meu garoto, visão 20/20!"

Relato do dr. Renato Neves (em azul), complementado pelas explicações técnicas dos autores.

Um mês depois, voltamos à Dra. Rosana para ver como evoluíra a visão de Marcelo com o uso dos óculos e a notícia não poderia ser melhor: a visão havia sido corrigida. Ele já apresentava a visão perfeita 20/20! Pais tranquilos, filho adaptado e feliz.

Revivendo todas essas histórias com o Marcelo, vários outros casos do consultório me passam pela memória...

Uma menina que até os 9 anos tinha diagnóstico de autismo, ao ser examinada pelo oftalmologista, descobriu que, na verdade, tinha uma miopia de 9 graus e não era autista.

Outra menina de 6 anos, Jéssica, repetiu de ano 2 vezes. Ganhou fama de desleixada com os estudos, mas, após a visita ao oftalmologista, descobriu-se que na verdade ela tinha 7 graus de hipermetropia. Ao usar óculos, sua vida mudou e passou a desempenhar muito bem na escola.

Ao longo de todos estes anos de medicina, vejo como é importante fazer visitas regulares ao oftalmologista e garantir que esteja tudo 20/20 com a visão dos seus pequenos. Quanto antes for identificada alguma alteração, maior a chance de melhores resultados de correção.

ENTENDENDO MELHOR...

AS PRINCIPAIS ALTERAÇÕES OCULARES MAIS COMUNS NA INFÂNCIA

Leucocorias

Leucocoria significa "pupila branca" e existem diversas causas relacionadas a essa alteração ocular. O teste do reflexo vermelho (teste do olhinho) é realizado pelo pediatra logo após o nascimento de todos os bebês e tem como finalidade detectar alterações oculares congênitas, permitindo assim o tratamento precoce.

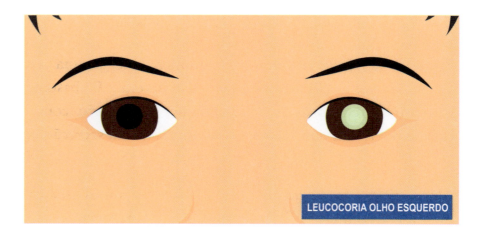

Em alguns casos, o teste do reflexo vermelho pode ser normal e esse aspecto esbranquiçado das pupilas pode vir a aparecer após o nascimento (muito comum os pais perceberem uma diferença das cores das pupilas em fotografias com *flash*). Nessas situações os pais devem levar o paciente a uma consulta o quanto antes, para melhor avaliação e conduta.

As principais causas de leucocoria na infância são: catarata, retinopatia da prematuridade em estágios mais avançados, persistência do vítreo primário hiperplásico, retinoblastoma, doença de Coats, hamartoma astrocítico e infecções como a toxocaríase e a toxoplasmose.

Em todos os casos, quanto mais precoce o diagnóstico e início do tratamento, melhor o prognóstico, sendo, portanto, fundamental que os responsáveis levem a criança à consulta com um especialista.

Obstrução congênita do canal nasolacrimal

Trata-se de uma anomalia anatômica que resulta em lacrimejamento persistente uni ou bilateral. É bastante comum os responsáveis chegarem ao consultório com o bebê e relatarem que o paciente acumula muita secreção no cantinho dos olhos, principalmente pela manhã.

Além disso, os pacientes apresentam os olhos sempre molhados, com um brilho diferente. Não é incomum que os pais cheguem ao consultório já tendo iniciado o tratamento de uma suposta conjuntivite devido à secreção.

A obstrução da via lacrimal excretora pode acarretar dacriocistite (infecção do saco lacrimal), celulite orbitária e conjuntivite bacteriana. Tem maior incidência em pacientes com desordens craniofaciais e com síndrome de Down.

O diagnóstico, na maioria das vezes, é clínico, sendo os exames de imagens reservados para casos refratários. E o tratamento quase sempre é conservador, com o uso de antibióticos tópicos e massagem do saco lacrimal.

A massagem é de fácil realização, consistindo em realizar uma pressão hidrostática de cima para baixo, para tentar assim romper a membrana na abertura do duto nasolacrimal. É indolor e no próprio consultório mostramos aos pais como realizá-la para que possam reproduzir diversas vezes ao dia.

Na maioria das vezes, crianças de até 1 ano e meio têm melhora apenas com a realização das massagens. Apenas os casos não solucionados desta maneira é que são encaminhados para realização de sondagem e irrigação em centro cirúrgico, sob anestesia geral.

Pode acontecer de o quadro de obstrução ser recorrente, principalmente quando o paciente fica doente e tem secreção nasal, obstrução nasal ou coriza.

Nesses casos, o tratamento clínico com a massagem e

o antibiótico tópico é novamente estabelecido, sendo solucionado da mesma maneira.

Olho vermelho

É uma queixa muito comum no dia a dia do consultório e que merece total atenção pelas diversas causas possíveis. O importante nesses casos é fazer uma análise minuciosa e um exame físico completo, com detalhamento de todos os sintomas, tanto oculares quanto sistêmicos, e das diferentes queixas, tais como: coceira, ardência, dor, inchaço, fotofobia (sensibilidade à luz), halos e queimação.

É importante que se faça uma investigação se há outros membros da família com os mesmos sintomas, há quanto tempo se iniciou o quadro, dentre outras coisas. Em posse de todas essas informações, o diagnóstico clínico na maioria dos casos das patologias oftalmológicas associadas a olho vermelho indica condições simples, com resolução espontânea. Podemos citar aqui algumas delas:

- Alterações de pálpebras: hordéolo (terçol), calázio e blefarite.

- Alterações de órbita: celulites.

- Alterações do sistema lacrimal: obstrução do canal nasolacrimal.

- Alterações de conjuntiva: conjuntivites, hemorragias subconjuntivais e olho seco.

- Alterações na esclera: episclerite e esclerite.

- Alterações de córnea: erosões, corpo estranho, ceratite infecciosa.

- Alterações de câmara anterior: hifema, irite, glaucoma.

Para cada afecção acima, há um tratamento específico e, portanto, apenas o médico oftalmologista é capaz de conduzir cada caso de forma individualizada.

CAPÍTULO 6

Finalmente vou poder operar meu filho!

Relato do dr. Renato Neves (em azul), complementado pelas explicações técnicas dos autores.

Dezenove, Vinte, Vinte e um, Vinte e dois... Estabilizou.

A partir dos 18 anos de idade, já é possível operar para ficar sem óculos. Alguns fatores são importantes, principalmente a estabilização. Se você opera, por exemplo, alguém que tem 3 graus aos 18 anos e depois aos 25 teria 4 graus, com certeza você vai ver 1 grau aparecer depois. Até 0,5 grau em 2 anos podemos considerar como estabilização. E, dependendo da quantidade de grau ou a não adaptação a lente de contato, pode-se operar antes e realizar um retratamento alguns anos depois. Recebemos, às vezes, jovens de 18 anos que entram para a carreira militar e necessitam de uma boa visão sem óculos. Nesses casos, podemos operar e acompanhar.

Outros fatores importantes a serem considerados:

Espessura da córnea. Como realizamos uma ablação de tecido (lixamento), existe um limite em casos em que as córneas são mais finas.

Curvatura. O aplanamento (correção da miopia) ou o encurvamento da córnea (correção da hipermetropia) podem ser realizados dentro de um limite, já que córneas muito planas ou muito curvas podem ter resultado visual ruim, com perda de contraste, visão e até reflexos à noite.

O exame utilizado para avaliação antes da cirurgia é chamado Topografia de Córnea, também conhecido pelos seus nomes comerciais Pentacam ou Galilei.

Além da saúde geral ocular e sistêmica, esse seria o exame mais importante para determinar a possibilidade da cirurgia. Doenças imunológicas – como lúpus, artrite reumatoide, diabetes sem controle e infecções crônicas oculares e olho seco – podem necessitar tratamento ou podem ser motivos de contraindicação.

Existem 2 técnicas que podem ser realizadas para a cirurgia, o LASIK e o PRK:

- O **LASIK** (*Laser in situ keratomileusis*) utiliza uma lâmina ou *laser* para criar um *flap* de aproximadamente 100 micra e o tratamento é realizado sob esse *flap*. Ao se recolocar o *flap*, mais de 95% dos pacientes normalmente já têm uma visão suficiente para dirigir. A recuperação é rápida e não há desconforto. Essa técnica também tem uma cicatrização superior, pois evita a formação de *haze* – um tipo de cicatriz hipertrófica na córnea, que pode retardar a recuperação em casos que o grau é maior;

- No **PRK** (Ceratectomia foto refrativa), o *laser* é aplicado diretamente no estroma corneano, retirando-se apenas o epitélio que cobre a superfície da córnea. Após a cirurgia, utiliza-se uma lente terapêutica, para ajudar na cicatrização, e analgésicos. A recuperação é um pouco mais lenta, ao redor de 15 dias, mas normalmente o paciente sente uma melhora imediata.

Voltando ao meu menino. Marcelo, já podemos operar! Está estável!

Eu estou me preparando e esperando há 18 anos. O equipamento que eu uso tem uma plataforma que mede e corrige as aberrações. Além de uma maior precisão, a visão noturna tem uma grande melhora e a visão normalmente fica melhor que a de óculos.

- Vamos operar esta sexta: Aí na segunda você já está bom.

- Pai, tô com medo...Posso fazer um olho por vez?

- Bom, você pode. 100% das pessoas que fazem um olho se arrependem e acham que deveriam ter feito os 2 no mesmo dia.

– Faz o direito que é pior primeiro:

+1,50 -3,00 x 160

– E o esquerdo depois:

-1,50

E estávamos lá naquela sexta-feira. O primeiro paciente era ele.

Nessas horas, não se faz nada diferente. O capricho é igual e a rotina é igual. Eu já tinha operado 2 irmãos de miopia e o meu pai e a minha mãe de catarata. Funciona.

Pingamos anestésicos, fizemos a assepsia das pálpebras, colocamos o campo cirúrgico adesivo e fizemos o *flap*. Aplicamos o laser, *flap* de volta, colírio antibiótico. Pronto!

Ele ficou esperando um pouco lá mesmo na clínica. Depois, levei-o para casa.

– Dorme um pouquinho com o protetor, daqui umas 2 ou 3 horas você vem almoçar.

Nós damos um protetor para dormir na primeira semana, para que o paciente não coce os olhos ou durma sobre eles. Damos também colírios de antibiótico, anti-inflamatório e lubrificante.

...

– Pai, está perfeito!!! Eu devia ter feito o outro! Tudo muito nítido. Muito legal!

Uma semana depois, medimos a visão, 20/15, mais que 100%.

E foi isso aí. Uma vida toda preocupado e acompanhando o próprio filho. Eu imagino se um pai que não é oftalmologista tem mais aflições ou menos por não conhecer tanto. Mas esse livro foi escrito pensando em passar informações para um leitor leigo, sem a necessidade da participação do Dr. Google.

Passamos por muitas emoções nessa jornada, além de aflição, medo da ambliopia e do estrabismo, *bullying* (não existia essa palavra quando comecei a escrever o livro). Tivemos muito companheirismo, amizade e felicidades com as conquistas que conseguimos.

Espero que, se o seu filho tiver também de usar óculos, que você consiga ajudá-lo com uma armação confortável que dê uma boa estética. E que nada limite o seu aprendizado!

E que você, preocupando-se com os retornos, mostre o quanto ele é cuidado e como ele, com certeza, terá uma vida feliz e normal.

CAPÍTULO 7

As neuroses de uma futura mãe

Relato da dra. Lívia (em azul), complementado pelas explicações técnicas dos autores.

– Minhas preocupações dobraram! Agora além de oftalmologista, sou gestante.

Foi o que eu pensei quando descobri que estava grávida do Antônio. Como médica, não pude deixar de me preocupar com as milhares de doenças existentes e que são passíveis de transmissão para o feto.

Acho que toda mãe passa por essas "neuroses", mas nós, médicas, por conhecermos mais detalhadamente cada patologia, tendemos a exagerar, pesquisar o detalhe do detalhe de cada coisinha e achar que, se for para acontecer, vai acontecer logo com a gente (a gente brinca que isso se chama ter CRM+).

Pois bem, comigo não foi diferente. Confesso que passei noites e noites pesquisando o possível e impossível que poderia dar de errado; em cada exame que eu ia fazer, ficava supertensa e preocupada e, a cada resultado normal que saía, eu tirava um caminhão de 10 toneladas das costas...

Enquanto isso, meu marido, que não é médico, tinha outras preocupações: se o bebê seria corintiano talvez fosse a principal delas!

Para agravar ainda mais minhas milhões de neuras, durante a minha gestação houve um surto de toxoplasmose e outro de sarampo no estado de São Paulo, onde moro. E, como eu disse acima, aquele tal de CRM+ voltou a se manifestar com força.

Eu não tinha anticorpos nem contra um nem contra outro. Por isso, passei meses e meses com atenção redobrada para que eu não fosse contaminada.

No fim, tudo dá certo, e tendo um bom acompanhamento, realizando um pré-natal completo e sendo bem orientada, todas nós chegamos ao fim da gestação sem maiores problemas.

É importante ter em mente que, basicamente, todas essas doenças são evitáveis e/ou tratáveis.

Diante disso, considerei útil adicionar este capítulo sobre Patologias Oculares Congênitas para esclarecer às mães (e aos pais também) quais são elas e como proceder em cada caso.

ENTENDENDO MELHOR...

AS PATOLOGIAS OCULARES CONGÊNITAS

Toxoplasmose congênita

É uma doença infecciosa que resulta da transferência, através da placenta, do parasita *toxoplasma gondii*, para o concepto (embrião), decorrente da infecção primária da mãe durante a gestação ou por reagudização de infecção prévia em mães imunodeprimidas.

A infecção se dá através do consumo de carnes mal cozidas, ingestão de leite não pasteurizado, contato com carne ou ovos crus ou com fezes de gatos contaminadas.

O risco de transmissão materno-fetal é em torno de 40% e aumenta com o avanço da gravidez. Contudo, o grau de comprometimento do feto é maior no início da gestação.

Durante a gestação, o exame de sorologia IgM e IgG para toxoplasmose é solicitado pelo obstetra nos 3 trimestres. Caso a mãe tenha o diagnóstico da doença aguda durante a gestação, ela será orientada a iniciar imediatamente o tratamento medicamentoso com espiramicina.

Na maioria das vezes, a toxoplasmose congênita é assintomática ao nascimento, mas a criança pode ainda apresentar hidrocefalia e calcificações cerebrais.

Um dos aspectos mais graves da doença está nas lesões e sequelas oculares resultantes da retinocoroidite (acometimento da parte posterior do olho), devido à gravidade das lesões oculares e à alta morbidade.

A doença ocular deve ser reconhecida e imediatamente tratada. Em geral, o segmento anterior do olho não é afetado e a criança pode apresentar um olho de aspecto normal, dificultando o diagnóstico pelos pais.

O tratamento consiste na associação de sulfadiazina, pirimetamina e ácido folínico durante todo o primeiro ano de vida, e a criança deve realizar regularmente consultas oftalmológicas com avaliação do fundo de olho.

Rubéola

A contaminação pela rubéola pode ser evitada através da vacinação adequada de todos os indivíduos durante a infância. A vacina tríplice viral (sarampo, caxumba e rubéola) faz parte da caderneta de saúde da criança. No entanto, no Brasil ainda não há uma vacinação efetiva da população e, assim sendo, persiste uma frequência alta de rubéola congênita.

O comprometimento ocular inclui retinite (inflamação da retina), maculopatia (doença na mácula, região central da retina) e catarata (opacidade do cristalino).

É mais comum a infecção ocorrer nos primeiros 4 meses da gestação. Porém, muitas vezes, o bebê não apresenta sintomas ao nascer, o que pode dificultar o diagnóstico precoce.

Zika Vírus

Em 2015, foi identificado no Brasil um aumento significativo da prevalência de microcefalia entre os recém-nascidos. Esta malformação foi associada pelo Ministério da Saúde à transmissão vertical do zika vírus.

Apesar da falta de estudos mais minuciosos sobre o assunto, as conclusões obtidas até o momento sugerem que, nesses casos, ocorram danos na retina, no nervo óptico e nos vasos retinianos.

Retinopatia da prematuridade

Essa patologia ocorre em bebês prematuros, principalmente abaixo de 32 semanas e 1.500 g, e que foram expostos a oxigenioterapia prolongada após o nascimento.

Nesses bebês, o processo normal de vascularização da retina ainda está incompleto no momento do nascimento e podem haver sangramentos na retina, formação de vasos anômalos (neovasos) e descolamento de retina.

A doença é classificada em diferentes fases e o tratamento vai variar de acordo com cada uma delas. O tratamento pode variar desde o acompanhamento periódico com exames de fundo de olho até uso de *laser*, injeções de antiangiogênicos ou cirurgia retiniana.

Catarata congênita

A catarata congênita é responsável por cerca de 200.000 crianças cegas no mundo hoje e, na maioria dos casos, a causa é indeterminada. No Brasil, as principais causas de catarata congênita são a rubéola congênita e causas genéticas.

A catarata pode ser uni ou bilateral e o tratamento em crianças é normalmente cirúrgico. Pode-se realizar a cirurgia a partir de algumas semanas após o nascimento, entre outras condutas diferentes, de acordo com cada caso individualmente.

Glaucoma congênito

É uma doença rara, que pode aparecer desde o nascimento até os 3 anos de idade. Geralmente, decorre de um defeito anatômico que resulta em prejuízo à drenagem do humor aquoso, com consequente aumento da pressão intraocular. Leva à atrofia do nervo óptico, podendo causar cegueira irreversível.

Apresenta sinais e sintomas como córnea turva, branca e inchada, aumento dos olhos, lacrimejamento, fotofobia e blefaroespasmo. Pode ser uni ou bilateral e o tratamento é cirúrgico, de preferência com diagnóstico precoce, visando à diminuição da pressão intraocular.

Persistência do vítreo primário hiperplásico

O vítreo é o "gel do olho", que ocupa o espaço entre o cristalino e a retina. No início da gestação, forma-se o vítreo primário ou primitivo, que deve dar lugar ao vítreo secundário e aos seus elementos vasculares a partir do segundo mês de gestação. Esse vítreo secundário é que evoluirá para o vítreo adulto.

Porém, em alguns casos, ocorre uma falha de regressão do vítreo primitivo e dos vasos da retina (vasos hialoides), que leva à hiperplasia de tecido conectivo, ou seja, à sua proliferação e ao aumento do seu volume. Essa má formação é a persistência do vítreo primário hiperplásico, também conhecida pela sigla PHVP, que pode ter três variações: uma anterior (ocorrendo no segmento anterior do olho), outra posterior (no segmento posterior) e uma terceira com a combinação de anterior e posterior.

Em geral, essa anomalia é unilateral, ocorrendo em apenas um olho, e não está associada a outros problemas.

A PHVP pode ser detectada já no momento do parto, pois,

clinicamente, manifesta-se como leucocoria (leia mais sobre esse tema na pág. 54) em um olho de dimensões reduzidas.

Quando a criança tem somente a forma anterior, os pais devem ser informados de que a terapia cirúrgica e o tratamento da ambliopia podem fornecer boa possibilidade de visão útil. No caso de pacientes com a forma mista ou posterior, há possibilidade de salvar o olho do glaucoma e da atrofia bulbar, mas a visão útil é menos comum. Em qualquer dos casos, o diagnóstico e tratamento precoces são muito importantes para um bom prognóstico.

Retinoblastoma

É o câncer ocular mais comum da infância. Mas deve ser ressaltado que sua ocorrência é rara.

Trata-se de um tumor maligno das células da retina, que pode afetar crianças desde o nascimento até cerca de 4 anos de idade. Pode estar presente em apenas um ou nos dois olhos, e pode ser esporádico ou hereditário.

O diagnóstico precoce é de suma importância para o resultado do tratamento e a cura. Recomenda-se fazer o Teste do Olhinho logo que a criança nasce. O "reflexo de olhos de gato", em fotos com *flash*, é um indicativo da doença (aparecerá um reflexo brilhante no olho doente, como o dos olhos de gato quando iluminados à noite).

Os principais tipos de tratamento para retinoblastoma são cirurgia, radioterapia, terapia a *laser* (fotocoagulação ou termoterapia), crioterapia e quimioterapia. Algumas vezes, mais de um desses tipos de tratamento pode ser usado, o que dependerá de fatores como: tamanho e localização do tumor, qualidade da visão, se a doença está em um olho ou em ambos e se está disseminada.

O tratamento visa curar a doença, preservar os olhos e a visão tanto quanto possível. Além disso, deve-se buscar limitar o risco dos efeitos colaterais desse tratamento, particularmente um segundo câncer em crianças com retinoblastoma hereditário.

CAPÍTULO 8

O desafio de lidar com as diferentes formas de pensar e de sentir

No dia a dia no consultório e ao longo dos anos atendendo crianças, já vimos de tudo. Pais que querem que seus filhos usem óculos, sem necessidade, para tentar justificar, com uma possível baixa visual, algum outro déficit de aprendizagem, alteração de comportamento ou déficit cognitivo que a criança venha a ter.

Para esses pais, temos de ser realistas e mostrar que o exame não mente, que a criança não tem grau e demais alterações oftalmológicas. Muitas vezes, cabe a nós sugerir que o paciente inicie acompanhamento, neurológico, com fonoaudióloga, com psicólogo ou algum outro profissional que consideremos pertinente.

A experiência vai nos mostrando o melhor jeito de lidar com cada pai e cada criança. Aos poucos, passamos a entender o perfil de cada família que chega até nós. Cada família é uma, portanto, cada tratamento e cada consulta passam a ser únicos e exclusivos também.

Atender crianças é criar um vínculo com toda a família e, às vezes, o que não foi dito e conversado em um primeiro contato, já pode ser comentado em uma segunda ou terceira consulta.

Esse paciente será acompanhado por nós, em geral, por muitos e muitos anos. Por isso, um ambiente de afeto, carinho, atenção, empatia e confiança é fundamental para que tanto os pais quanto as crianças se sintam à vontade, colaborem com a realização dos exames e estejam confortáveis com a adesão ao tratamento sugerido.

De maneira contrária, já vimos diversas vezes pais que não querem aceitar que seus filhos têm alteração de grau e precisam usar óculos. Muitos choram e se sentem culpados por não terem notado sintomas de baixa visual e chegam ao consultório querendo uma segunda, terceira e quarta opiniões:

– O grau que o outro doutor detectou foi muito alto.

O que temos para dizer para vocês, pais de crianças que precisam usar óculos: não se sintam culpados!

Na maioria das vezes, é muito difícil diagnosticar alguma alteração de visão nas crianças. Frequentemente, elas não se queixam nem demonstram que estão enxergando menos. Afinal, aquilo que elas enxergam pode ser o "normal" para elas, certo? Elas nunca enxergaram de um jeito diferente.

Fica mais difícil ainda quando a criança tem um olho que enxerga bem e o outro não, porque dificilmente ela vai tampar um olho e fazer o teste com cada olho de forma separada. Nossa dica? Leve seu filho para fazer a rotina de exames anualmente, mesmo que ele não tenha queixa alguma.

Já vimos muitas crianças mentirem durante o exame, fingirem que não estão enxergando pelo simples fato de estarem querendo usar óculos. Muitas vezes, por ter um amiguinho que usa, eles também querem usar. Nesses casos, cabe ao médico realizar o exame completo, detalhadamente. Com a prática, também vamos aprendendo a lidar com esse tipo de situação e desenvolvendo formas para driblar esses pequenos espertinhos.

Caso a dúvida permaneça, é sempre válido pedir para o paciente voltar no mês seguinte para uma nova avaliação, além de explicar aos pais cada detalhe do exame, assim como do porquê da segunda avaliação.

Dificilmente um pai vai se opor a voltar ao consultório, se tudo for detalhadamente explicado e se ele sentir segurança e confiança no nosso exame. Pelo contrário, os pais se sentem também cuidados e percebem que estamos fazendo o melhor para seus filhos, sem nos precipitarmos em receitar o uso de óculos sem necessidade.

O oposto também é comum. Já vimos muitas crianças usando óculos sem necessidade e, geralmente, nesses casos, a criança não quer usar os óculos de jeito nenhum. Por outro lado, os pais insistem que ela deve usar, dando origem a uma guerra.

Costumamos dizer para os pais que, quando a criança precisa dos óculos, ela usa! Se ela não aceita os óculos, mesmo depois de um período inicial de adaptação, sugerimos sempre que os pais retornem ao consultório com o paciente para que reavaliemos e vejamos se tem algo de errado.

Exemplificamos aqui um caso de um paciente que chorava muito quando a mãe o obrigava a usar os óculos. A mãe chegou ao consultório desanimada e desesperada, pois sabia que ele tinha que usar o grau, que era importante, mas ele não usava. Ao conferir os óculos, o grau que deveria ser de +7 graus de hipermetropia havia sido feito errado pela ótica e o paciente estava usando -7 graus de miopia. Ou seja: ele não estava enxergando absolutamente nada com os óculos!

Claro que existem casos nos quais os óculos estão corretos e existe mesmo a necessidade do uso da correção, mas a criança é menos colaborativa, a criança é especial e a adaptação é mais complicada e cansativa. Nesses casos, após conferir o grau dos óculos com o médico, cabe aos pais insistir no uso das lentes. Se, ainda assim, o paciente se opuser, cabe ao médico ter bom senso e conversar com os pais até onde se deve insistir no tratamento.

Repetimos: cada caso é um caso, cada paciente e cada família são únicos e cada tratamento precisa ser individualizado.

Quando a indicação dos óculos é correta ouvimos muito dos pais; "ele não tira os óculos para nada! Se deixar, entra no banho e dorme de óculos" ou "ele é outra criança agora, socializa muito mais e até participa das atividades na escola." Essa é a hora em que abrimos um sorrisão, ficamos felizes e satisfeitos por termos feito a escolha profissional certa e temos a certeza de que os choros, os gritos, os arranhões, a bagunça e todas as dificuldades no consultório com as crianças valeram a pena!

Outro problema complexo e recorrente chama-se tampão, o terror das crianças e dos pais!

– Não adianta, ele não usa o tampão. Eu ponho, ele tira, eu ponho, ele tira.

Não existe um único oftalmologista que nunca tenha ouvido essa frase de pais com filhos em tratamento de ambliopia. Desde que o mundo é mundo, o tratamento com oclusão é considerado o tratamento mais eficaz para esses casos e, desde que o mundo é mundo, ocluir o olho bom de uma criança que enxerga mal do outro olho é um Deus nos acuda!

Afinal de contas, quem quer ficar horas e horas com seu olho preferencial tampado, enxergando mal do olho que é preguiçoso? Ninguém!

O que costumamos dizer aos pais é que, quanto melhor for ficando a visão do olhinho preguiçoso, melhor será a aceitação do tampão.

Não é raro ouvirmos no consultório de adultos amblíopes a

seguinte frase: "minha mãe não insistiu no uso do tampão quando eu era criança, eu não queria usar e ela desistiu, agora não enxergo bem desse olho e é irreversível".

Portanto, mãe, pai ou quem quer que assuma essa responsabilidade: INSISTA! INSISTA! INSISTA! Porque, quando ele crescer, ele ainda pode jogar a "culpa" em você!

Brincadeiras à parte, no consultório conversamos muito com a criança, inclusive, passamos até a dar diploma de uso correto do tampão para os pacientes que completam com êxito o tratamento. Mostramos sempre para a própria criança e para os pais o sucesso do ganho de fileiras de letrinhas, consulta após consulta.

Lembre-se, por fim, de que o tratamento é realizado em casa ou na escola, então, FORÇA! Vai valer a pena ver seu filho sofrer e chorar para colocar o tampão, acredite!

Palavras finais

Oftalmologia, uma das especialidades mais gratificantes e desafiadoras da medicina.

Há mais de 30 anos sou apaixonado pelo que eu faço, tendo herdado esse sentimento do meu pai que era pediatra.

Quando qualquer coisa atinge os nossos filhos, tudo é diferente, principalmente quando misturam a emoção dos sentimentos com a razão da ciência.

Ter um filho que precisa usar óculos, apesar de ser uma das coisas mais corriqueiras do consultório, envolve vários acontecimentos que estão neste livro.

Agradeço a Deus pelo milagre de ser pai de 3 filhos maravilhosos, e pelos milagres envolvidos na profissão de ser médico.

Renato Neves

Para finalizar este livro com chave de ouro, gostaria de deixar aqui meus agradecimentos a cada criança e cada pai que entrou no meu consultório até hoje.

São vocês que dão sentido à profissão que escolhi com tanto

carinho e, é por vocês que me dedico e tento dar sempre o melhor de mim.

Sei que minha caminhada ainda será longa e me sinto grata e feliz por isso.

Cada caso solucionado (e cada caso não solucionado) me estimulam a querer melhorar sempre mais e mais. Cada abraço e beijo de um paciente, cada sorriso de uma mãe, cada mensagem de carinho e olhar de gratidão me renovam e me fazem entender o real sentido de ser médica, de ser humana e de cuidar do próximo.

Ao meu chefe e amigo Renato Neves, que me deu essa linda oportunidade de escrever sobre algo de que gosto tanto, meu muito obrigada. Admiro você como profissional, como pessoa e como pai.

À minha família, toda a minha gratidão e meu amor. Tudo só faz sentindo por conta de vocês. Me tornar mãe foi a experiência mais maravilhosa e transformadora da minha vida e AMOR e CUIDADO passaram a ter ainda mais significado para mim depois da chegada do Antônio.

Posso dizer, com toda a certeza, que a maternidade me tornou uma oftalmologista melhor para minhas crianças e seus familiares.

Lívia Nunes Andrade Kühl

Editor: Fabio Humberg
Capa e diagramação: Alejandro Uribe
Imagens: arquivo dos autores
Revisão: Humberto Grenes / Cristina Bragato / Rodrigo Humberg

Dados Internacionais de Catalogação na Publicação (CIP)
(Câmara Brasileira do Livro, SP, Brasil)

Neves, Renato
    Meu filho precisa usar óculos : entenda os
principais problemas que podem afetar a visão das
crianças e o que pode ser feito para resolvê-los /
Renato Neves e Lívia A. Kühl. -- São Paulo : Editora
CL-A Cultural, 2022.

    ISBN 978-65-87953-30-4

    1. Baixa visão em crianças   2. Oftalmologia
pediátrica   3. Olhos - Doenças - Diagnóstico
4. Olhos - Doenças - Tratamento   5. Pais e filhos
6. Relatos pessoais   I. Kühl, Lívia A.   II. Título.

	CDD-617.70083
21-88887	NLM-WW 100

Índices para catálogo sistemático:
1. Crianças : Baixa visão : Oftalmologia : Medicina
    617.70083

(Cibele Maria Dias - Bibliotecária - CRB-8/9427)

Editora CL-A Cultural Ltda.
Tel.: (11) 3766-9015 | Whatsapp: (11) 96922-1083
editoracla@editoracla.com.br | www.editoracla.com.br
Instagram.com/editoracla | linkedin.com/company/editora-cl-a/

Disponível também em *ebook*